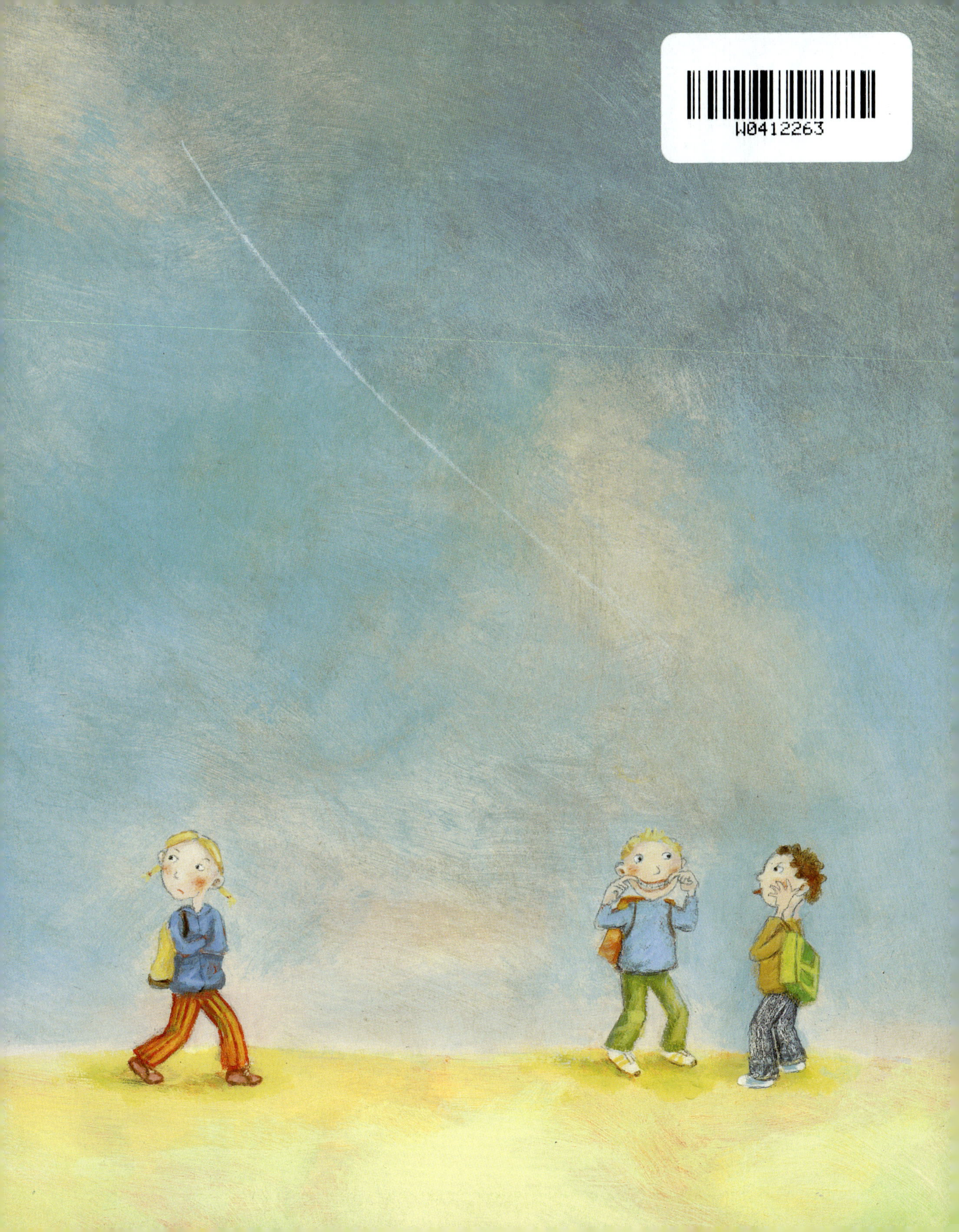

Corinna Gieseler, 1962 in Flensburg geboren, studierte Germanistik und Kunstgeschichte in Würzburg. Bevor sie anfing zu schreiben, arbeitete sie als freie Kinder- und Jugendbuchlektorin. »Geh nicht allein, Sophie!« ist nach »Moritz heißt noch immer Meier« ihr zweites Bilderbuch bei ellermann.

Alexandra Junge wurde 1976 in Lüdinghausen geboren. Nach dem Abitur studierte sie an der Fachhochschule Hamburg und der École des Arts Décoratifs in Straßburg mit dem Schwerpunkt Kinderbuchillustration. Seit 2001 arbeitet sie als freie Illustratorin.

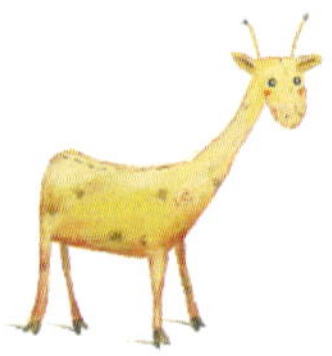

Reproduktion: Domino GmbH, Lübeck
Druck und Bindung: Offizin Andersen Nexö, Leipzig
Printed in Germany 2003
ISBN 3-7707-4830-1

www.ellermann.de

Corinna Gieseler

Geh nicht allein, Sophie!

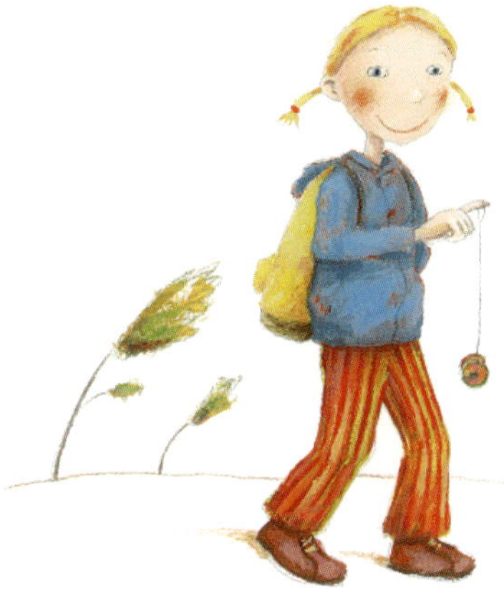

Mit Bildern
von Alexandra Junge

ellermann

Im September ist Sophie in die Schule gekommen. Sophie findet Schule toll, weil sie hier jeden Tag neue Sachen lernt. Ein paar neue Freundinnen hat sie auch schon gefunden. Außerdem ist sie ganz stolz auf ihren nagelneuen gelben Rucksack.

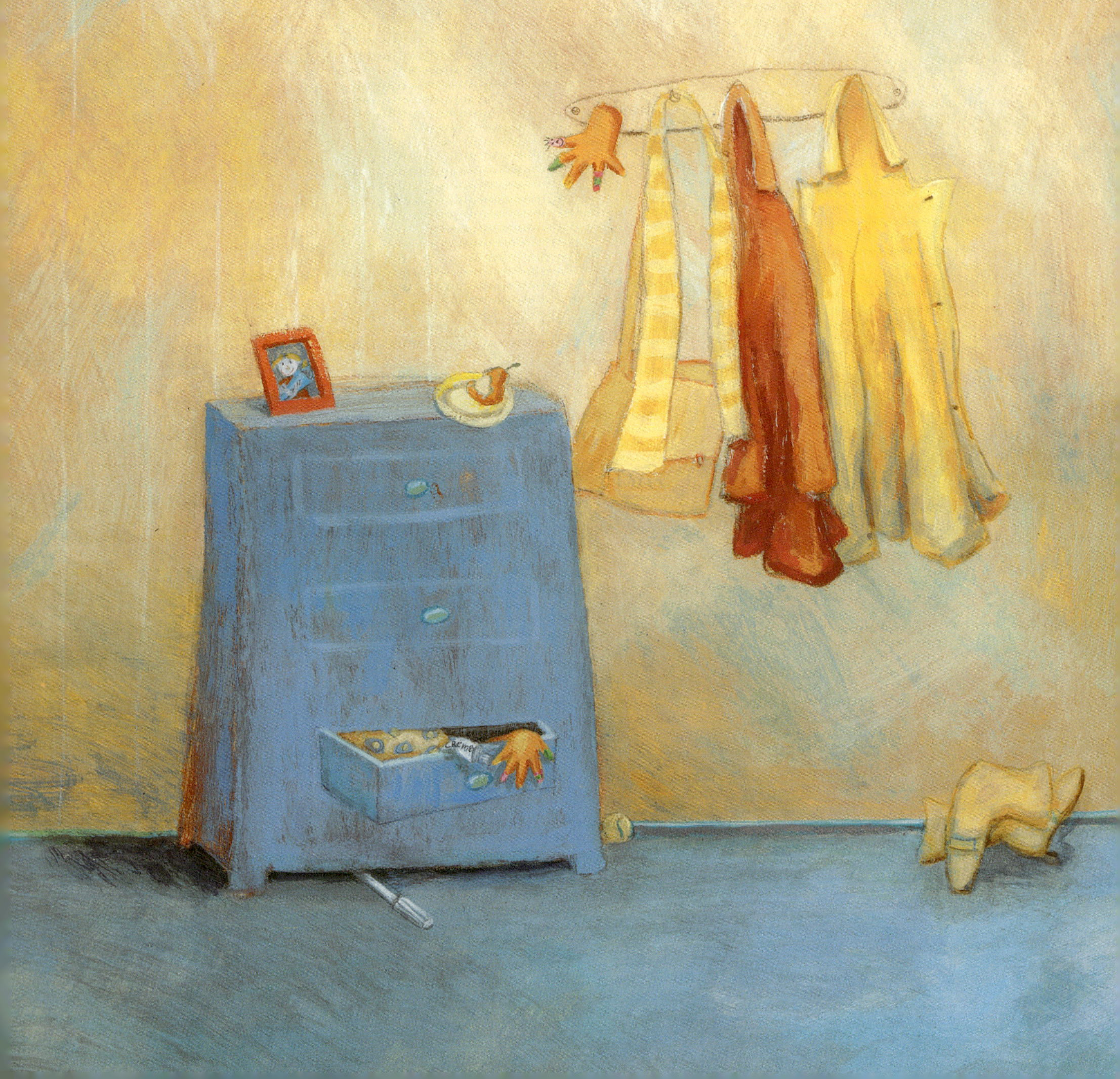

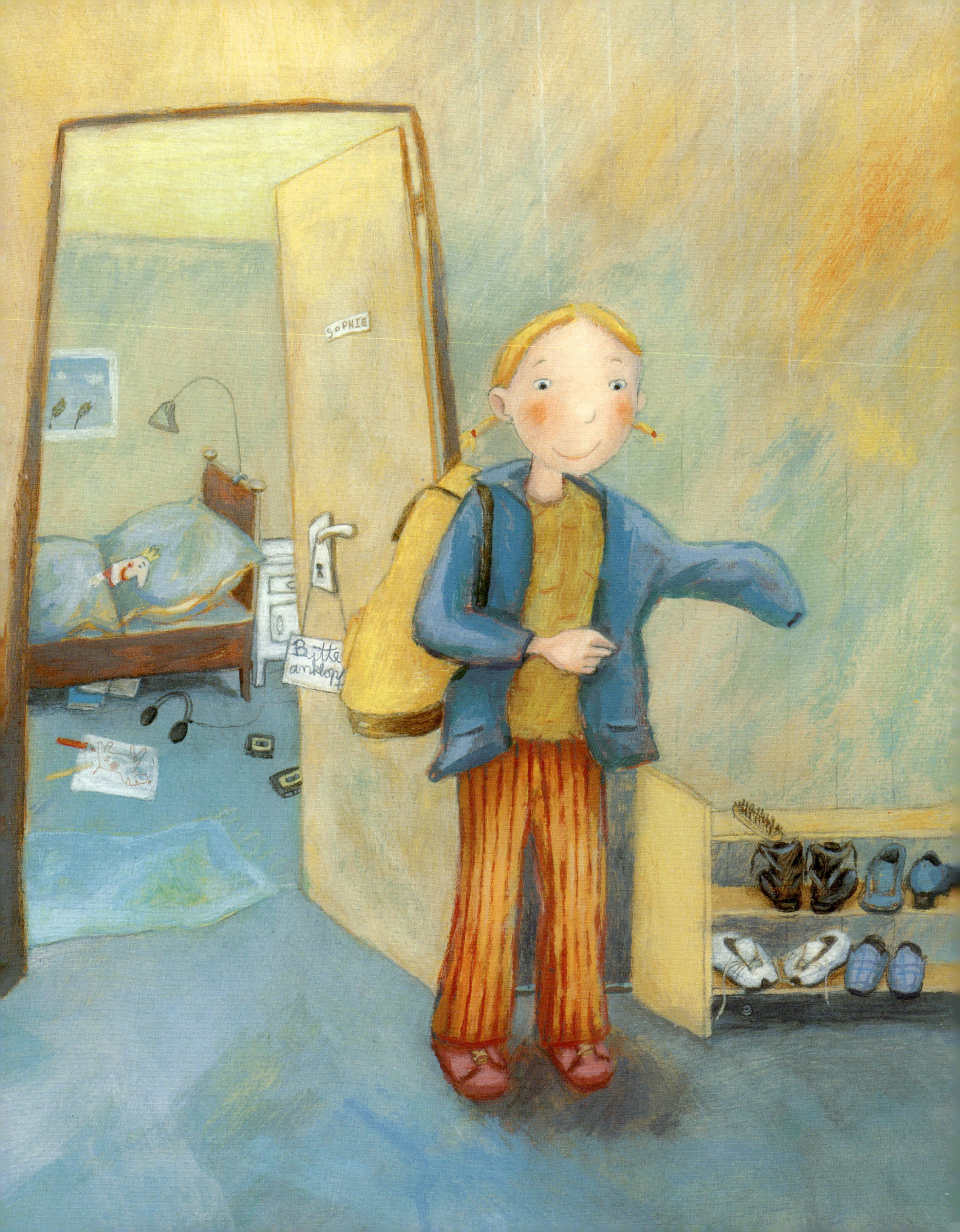
SOPHIE
Bitte
anklopf

Den Schulweg geht sie inzwischen ohne ihre Mutter. »Den haben wir beide doch so oft geübt«, hat sie nach ein paar Wochen zu Mama gesagt. »Ich weiß genau, worauf man achten muss: an der Straße nach links und rechts gucken, nicht trödeln, auf dem Weg bleiben und das alles.«

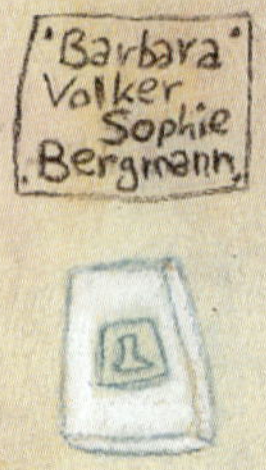

Früher sagte Sophies Mutter noch manchmal zu ihr: »Geh nicht mit fremden Leuten mit, Sophie. Lass dich zu nichts überreden, auch wenn sie dir dafür Süßigkeiten schenken wollen.«
»Klar, Mama«, sagte Sophie dann immer. Das hatten sie alles schon mit ihrer netten Klassenlehrerin besprochen.

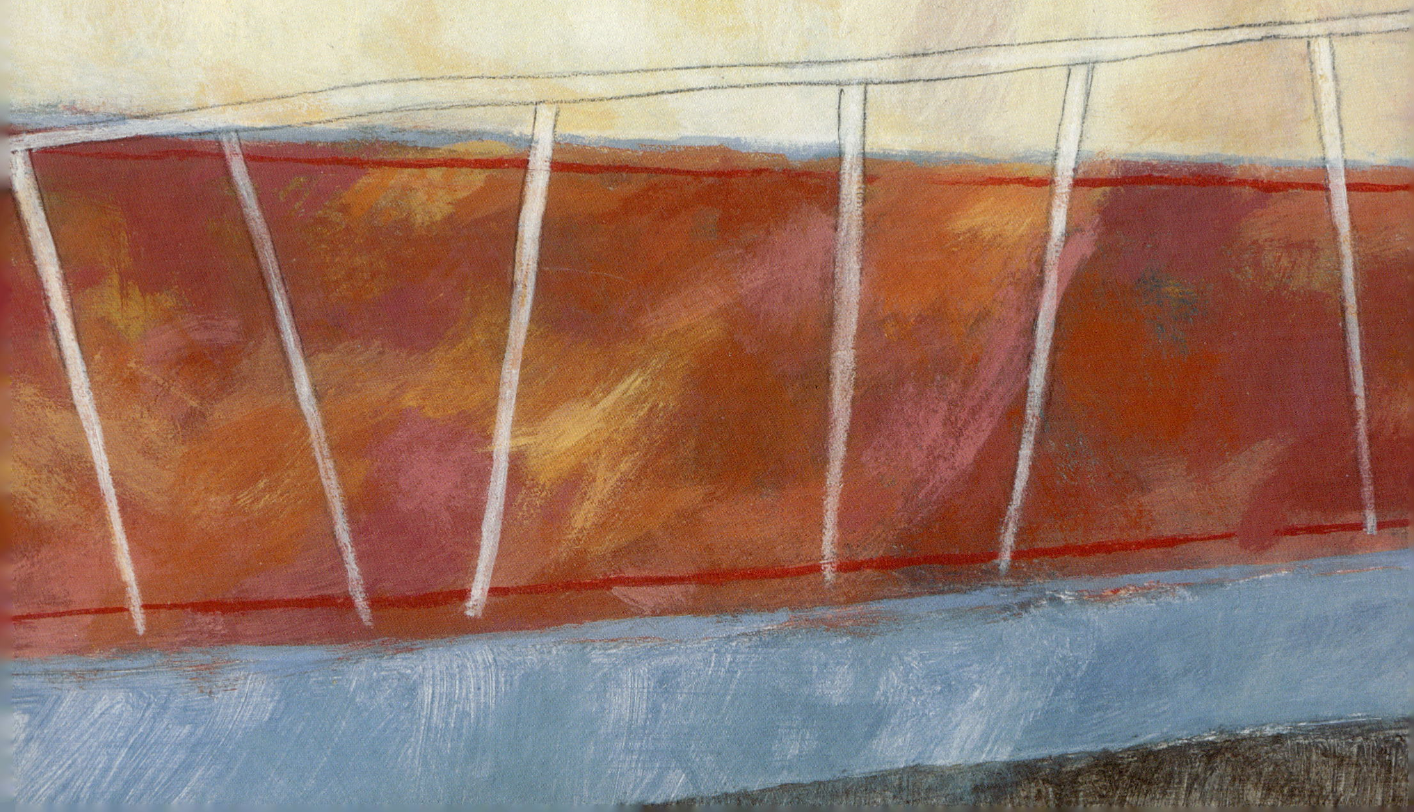

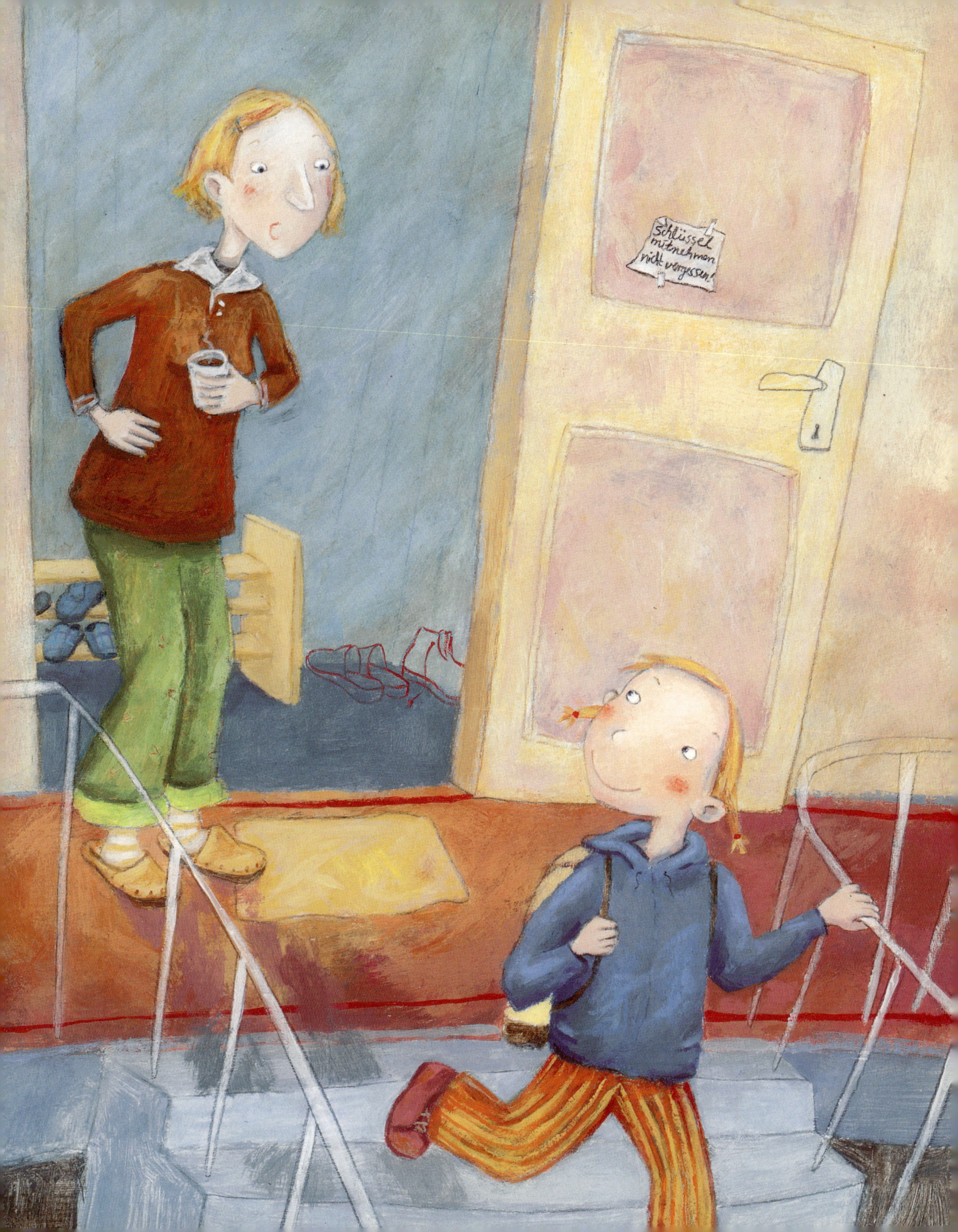
Schlüssel mitnehmen nicht vergessen!

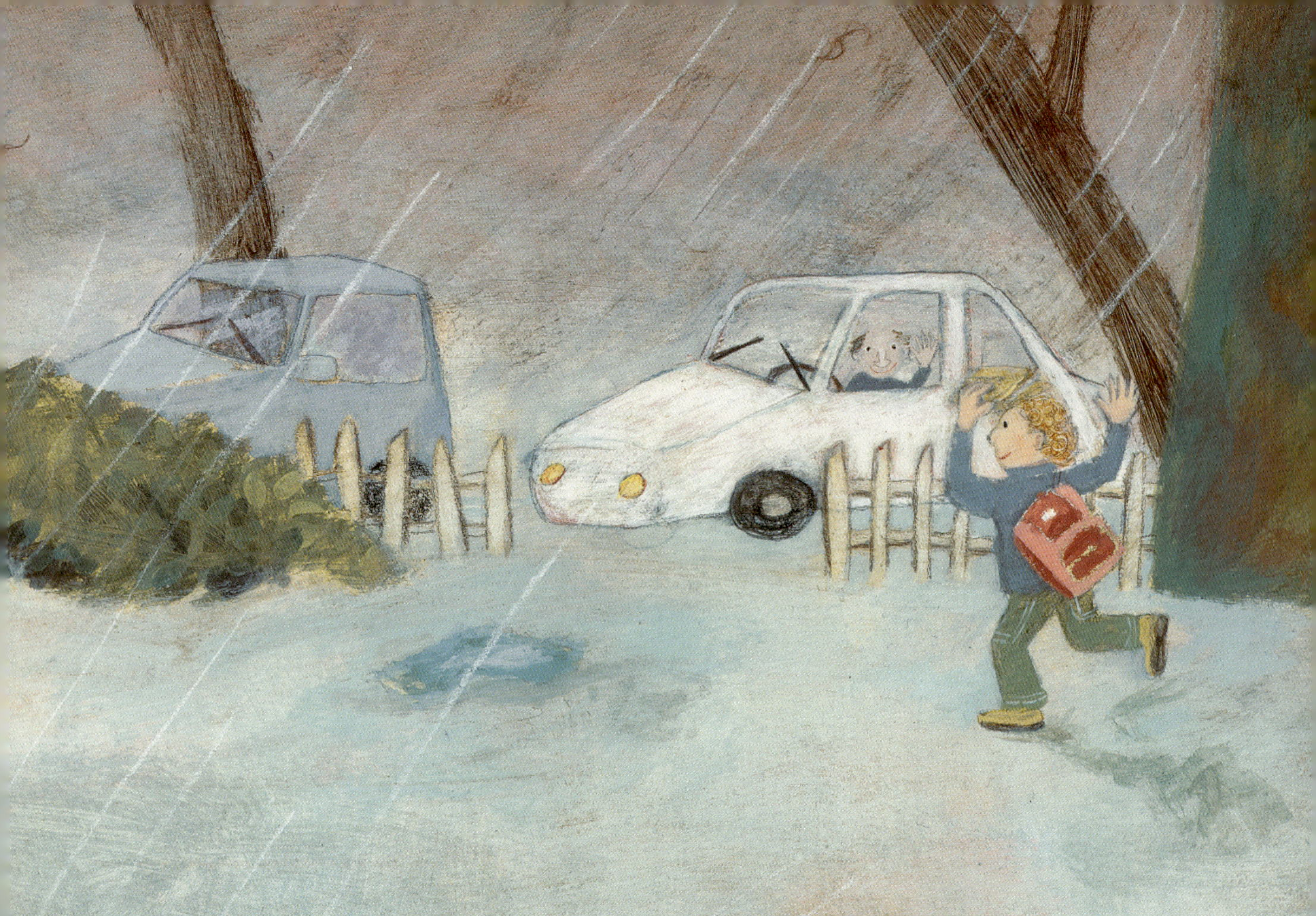

Neuerdings braucht Sophies Mutter diesen Satz mit den fremden Leuten gar nicht mehr zu sagen.
Vor ein paar Tagen nämlich, als es so schrecklich regnete, wurden fast alle Kinder nach der Schule mit dem Auto abgeholt. Nur Sophie, Anke und ein paar Jungen nicht. Mit denen wollte Sophie aber nicht gehen. Weil die superbrave Anke so langsam wie eine Schnecke ist und Freddy und Lars immer schubsen und miteinander kämpfen.

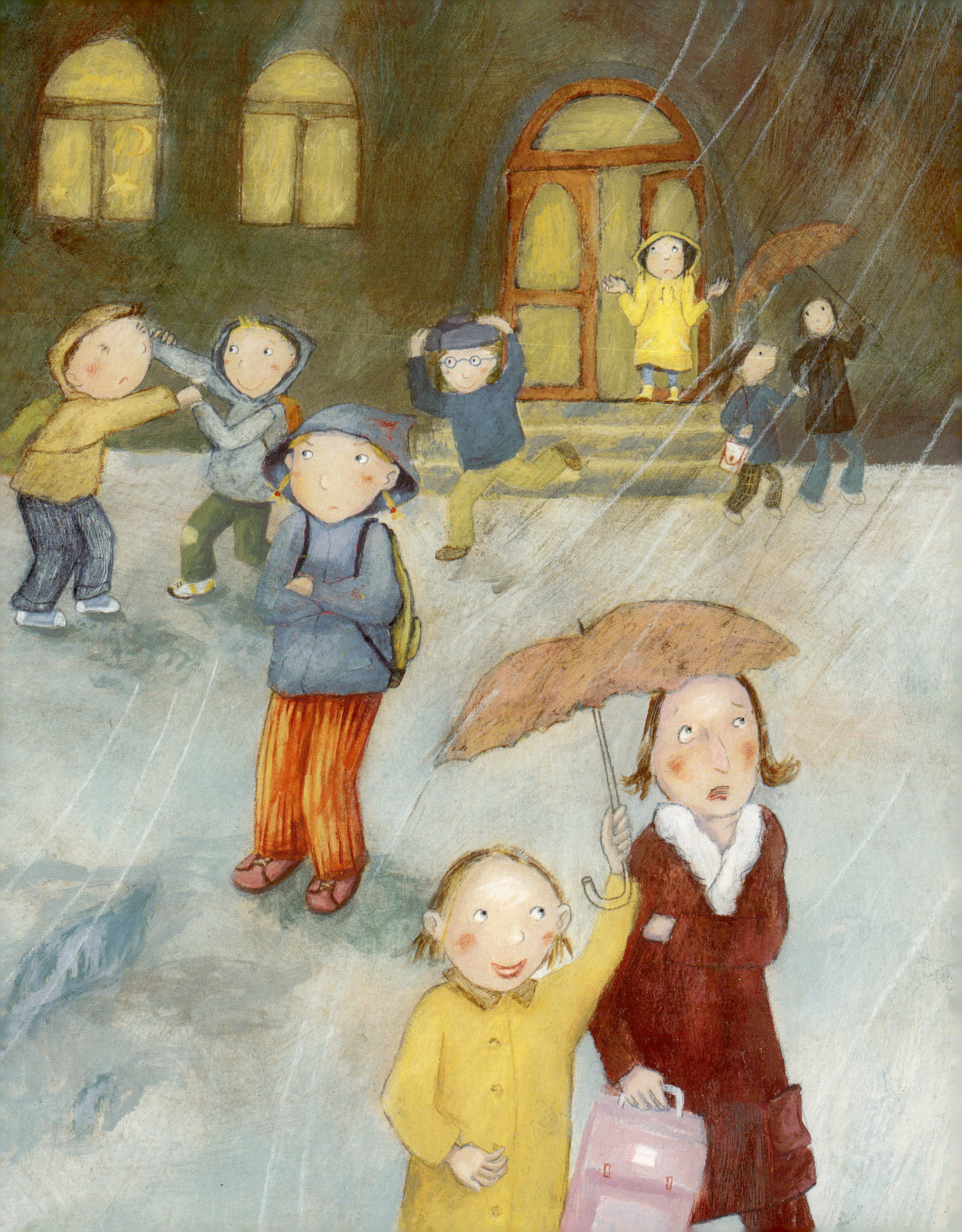

Sophie ging also alleine los.
Als dann Lars und Freddy hinter
ihr auftauchten, streichelte
Sophie erst einmal ganz lange
den netten Hund, bis die beiden
Jungen sie überholt hatten.

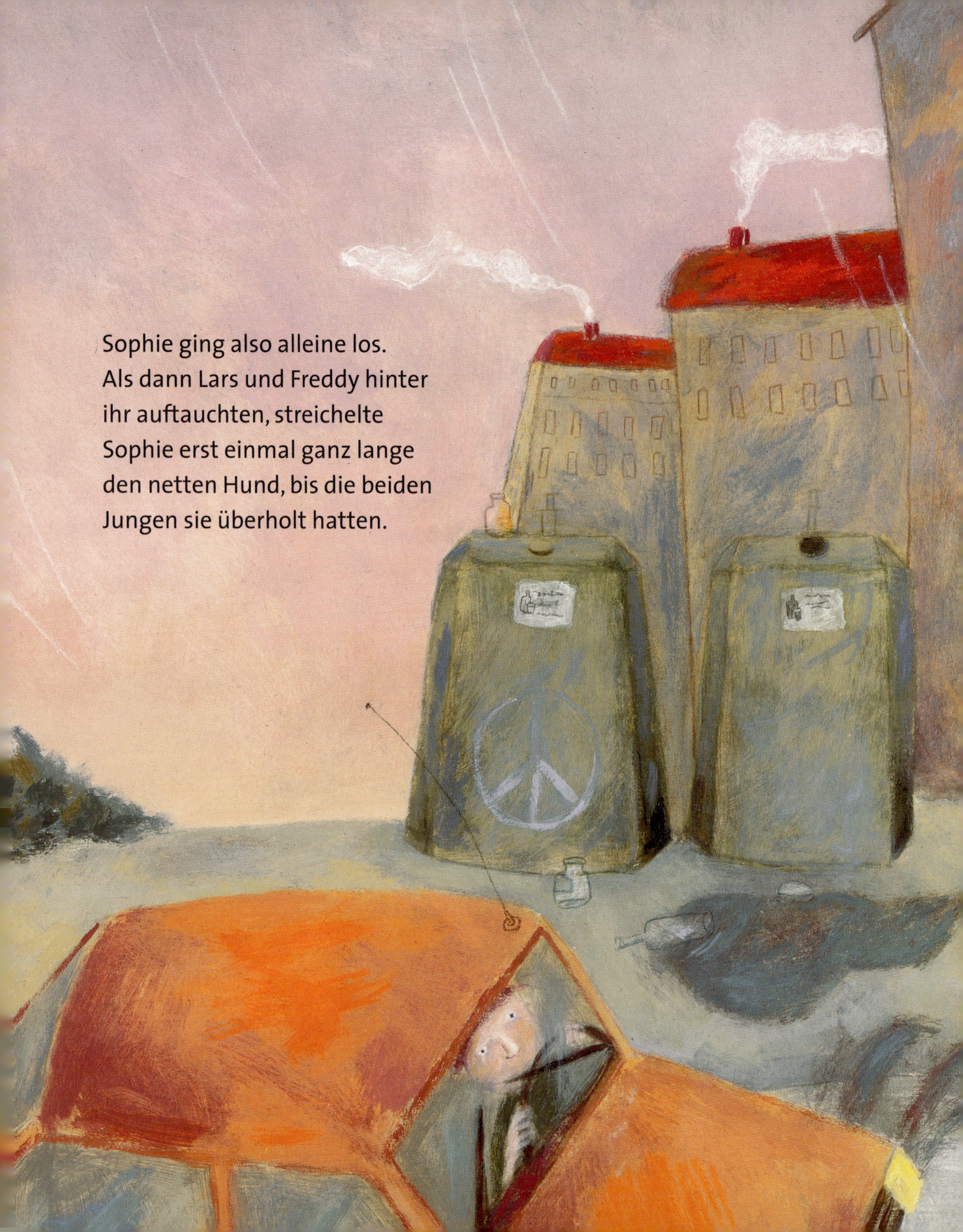

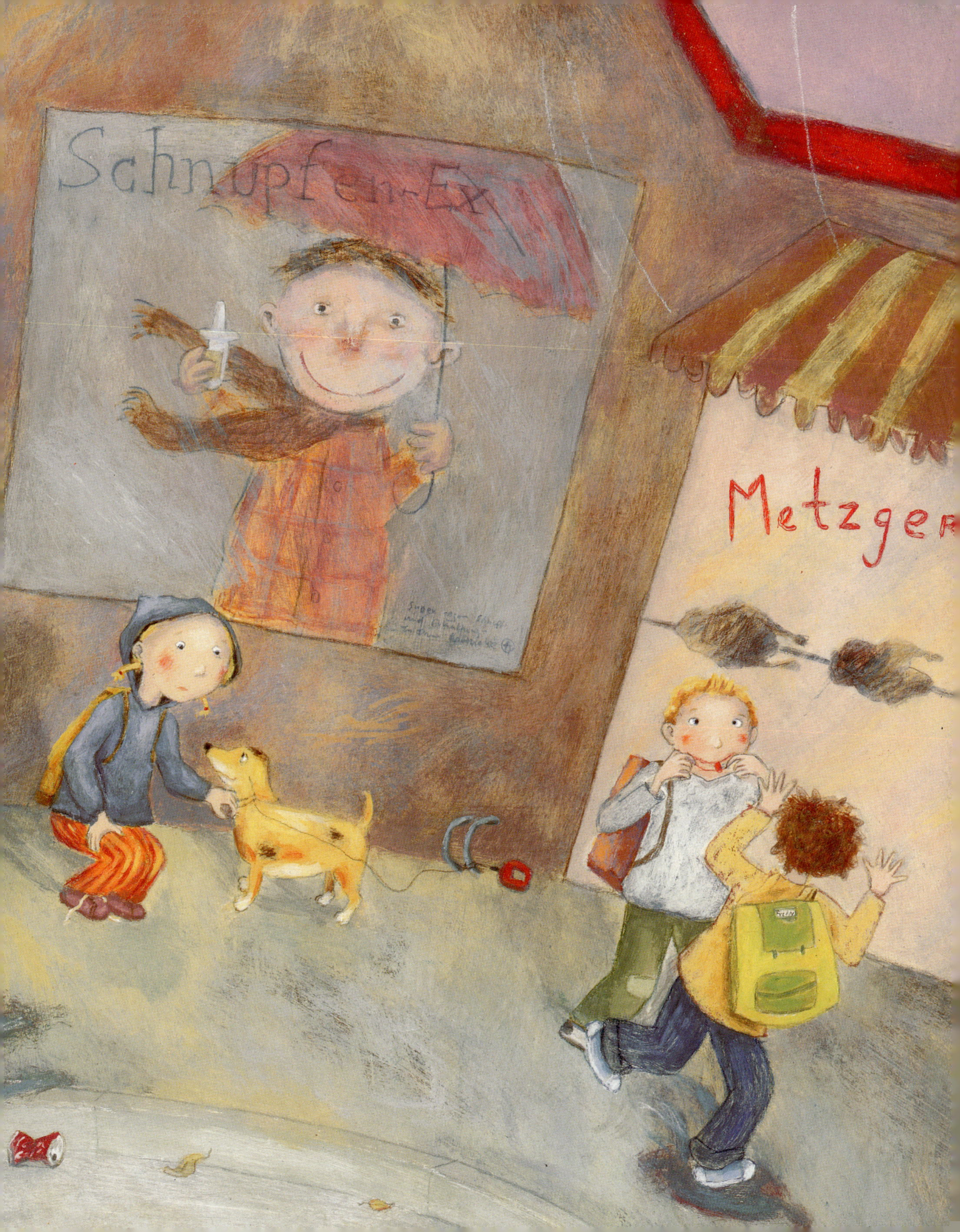
Schnupfen-Ex
Metzger

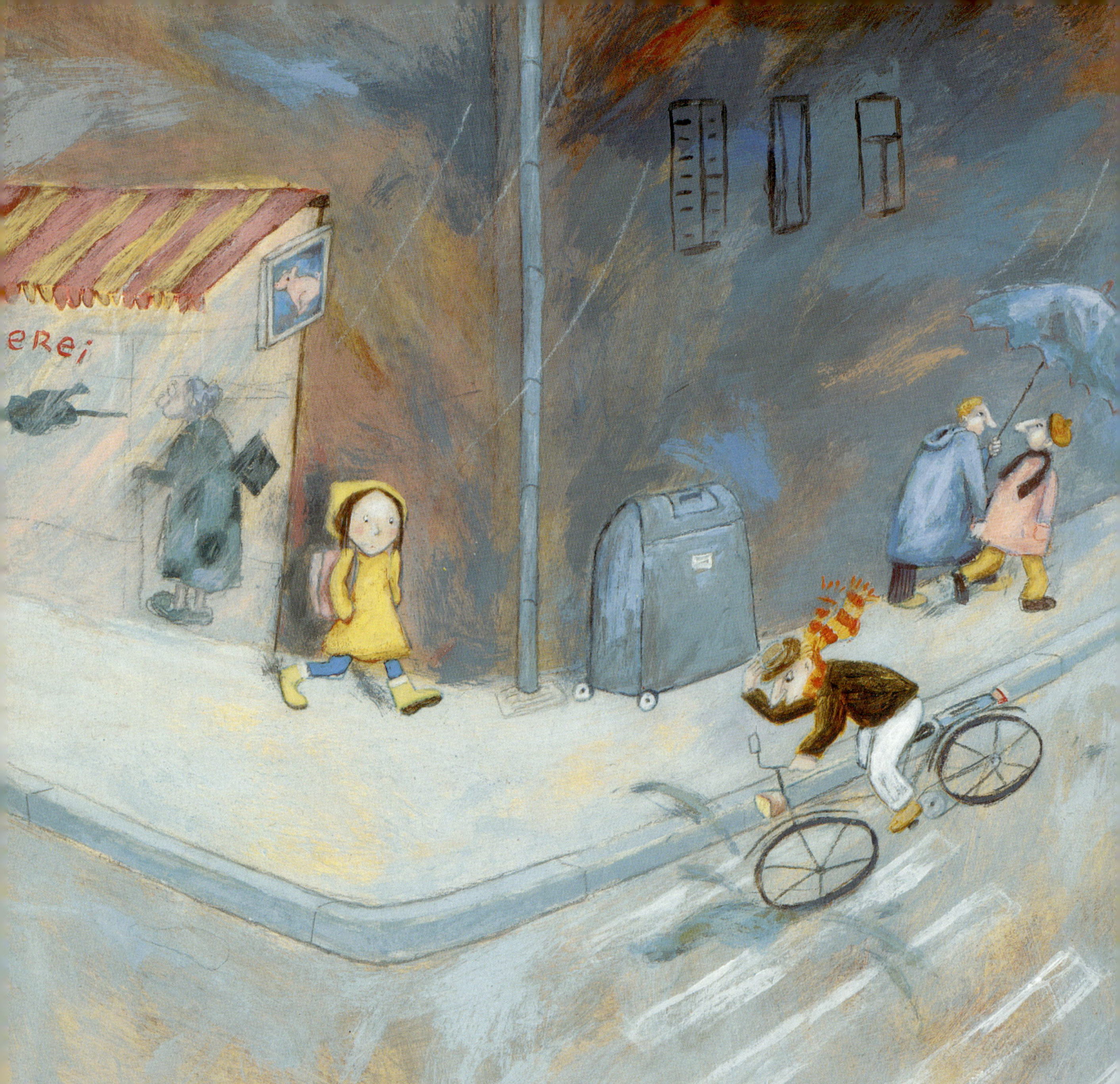

Alleine war es auf dem Nachhauseweg wirklich sehr langweilig an diesem kalten Novembertag. Von den kahlen Bäumen tropfte es und die Häuser sahen aus, als ob sie froren. Sophie stellte sich vor, Mama würde ihr heute mit dem großen Regenschirm entgegenfliegen. Stattdessen kam aber nur Anke um die Ecke.
Jetzt bloß schnell weiter, dachte Sophie. Damit sie mich nicht einholt.

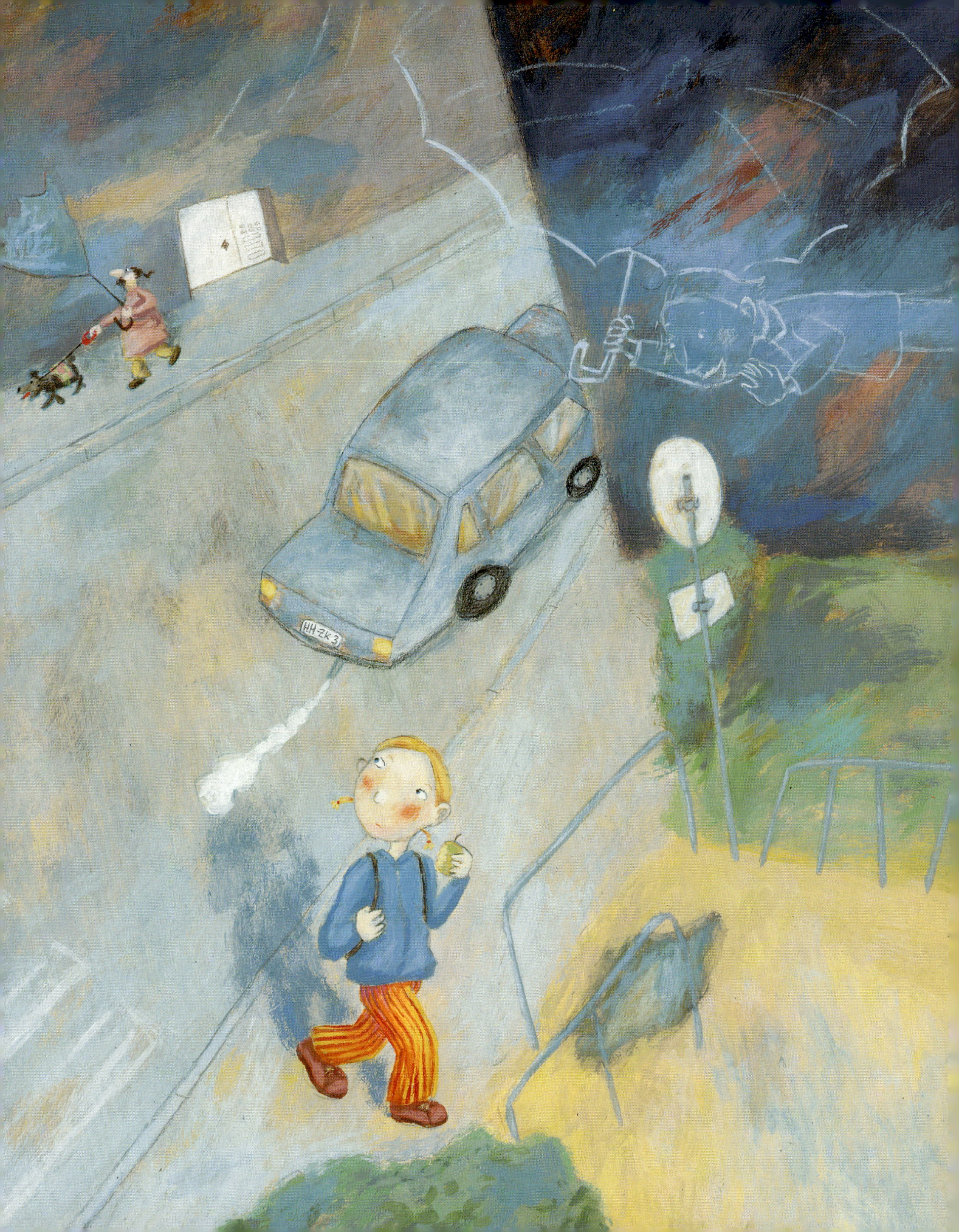
HH-ZK 3

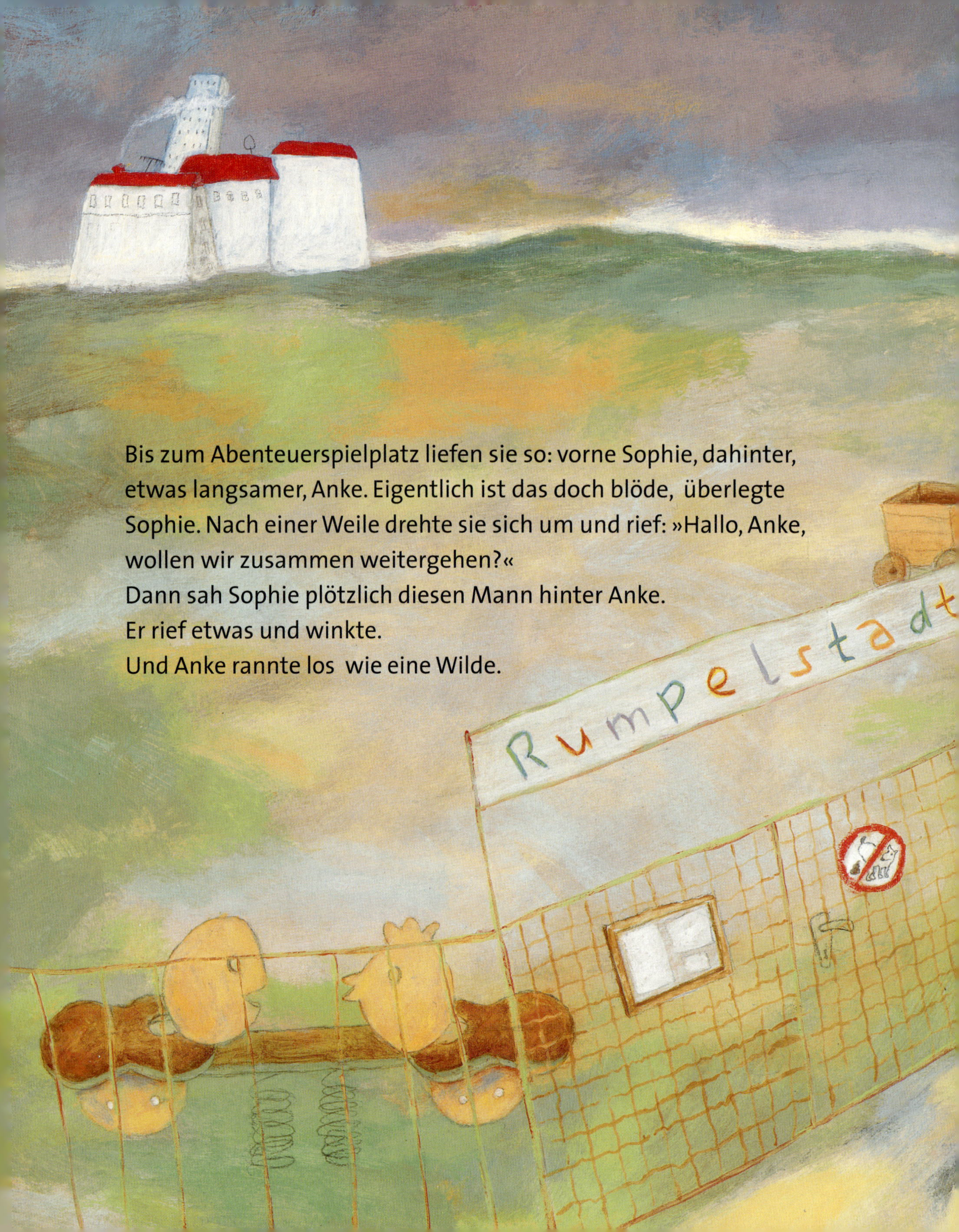

Bis zum Abenteuerspielplatz liefen sie so: vorne Sophie, dahinter, etwas langsamer, Anke. Eigentlich ist das doch blöde, überlegte Sophie. Nach einer Weile drehte sie sich um und rief: »Hallo, Anke, wollen wir zusammen weitergehen?«
Dann sah Sophie plötzlich diesen Mann hinter Anke.
Er rief etwas und winkte.
Und Anke rannte los wie eine Wilde.

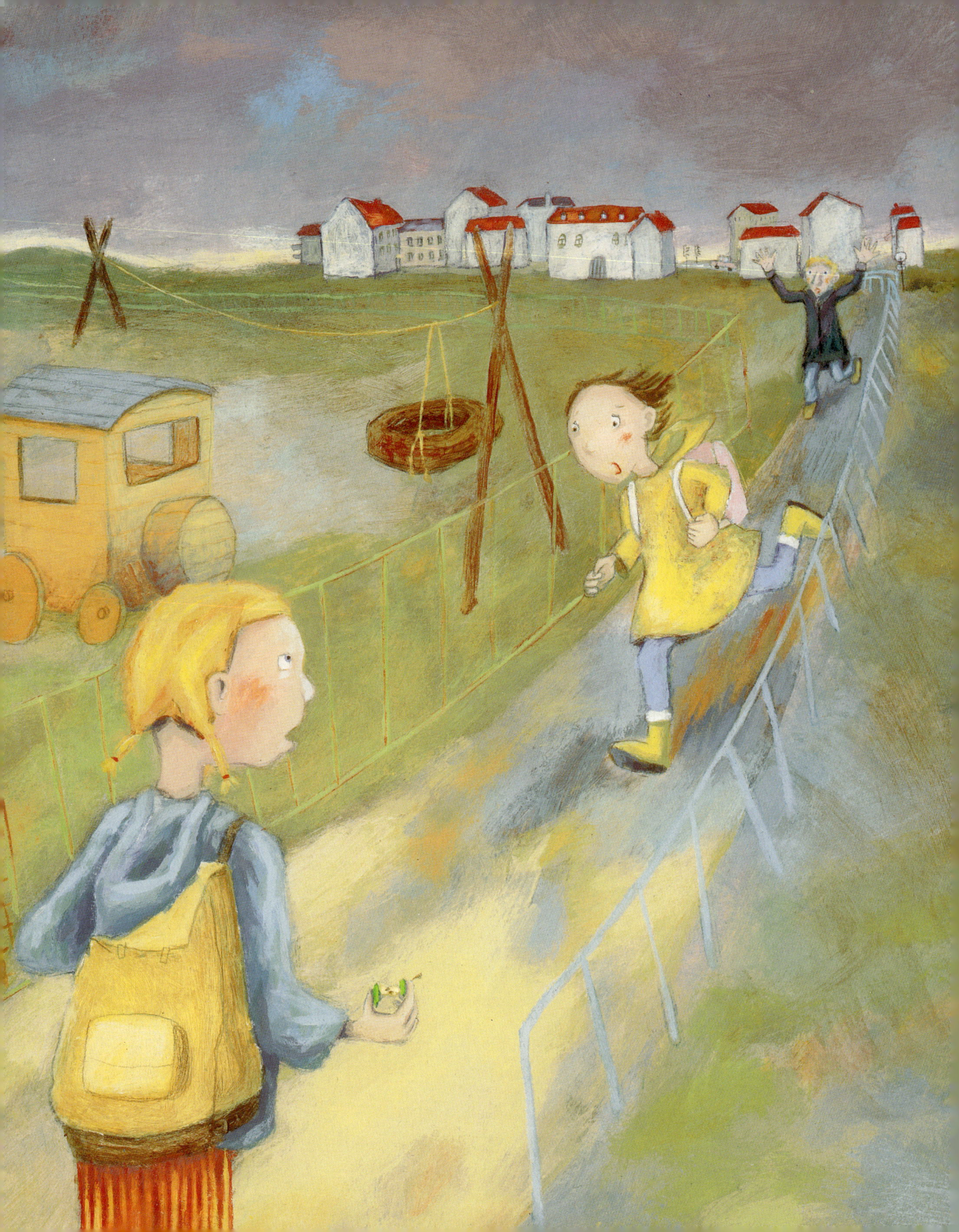

»Was will der denn von dir?«, fragte Sophie, als Anke bei ihr ankam.

»Weiß ich auch nicht«, sagte Anke außer Atem. »Er geht schon seit der Fußgängerampel hinter mir her. Meinst du, das ist so einer, über den wir in der Schule geredet haben?«

Sophie fand, dass der Mann eigentlich ganz normal aussah.

Aber etwas merkwürdig benahm er sich schon!

»Was machen wir denn jetzt ?«, fragte Anke ängstlich. Hier war kein Geschäft, in dem sie um Hilfe bitten konnten. Und die nächsten Häuser waren noch ein ziemliches Stück entfernt.

»Am besten, wir rennen schnell zu mir nach Hause«, meinte Sophie. Gut, dass sie nicht allein war, denn der Mann lief immer noch hinter ihnen her.

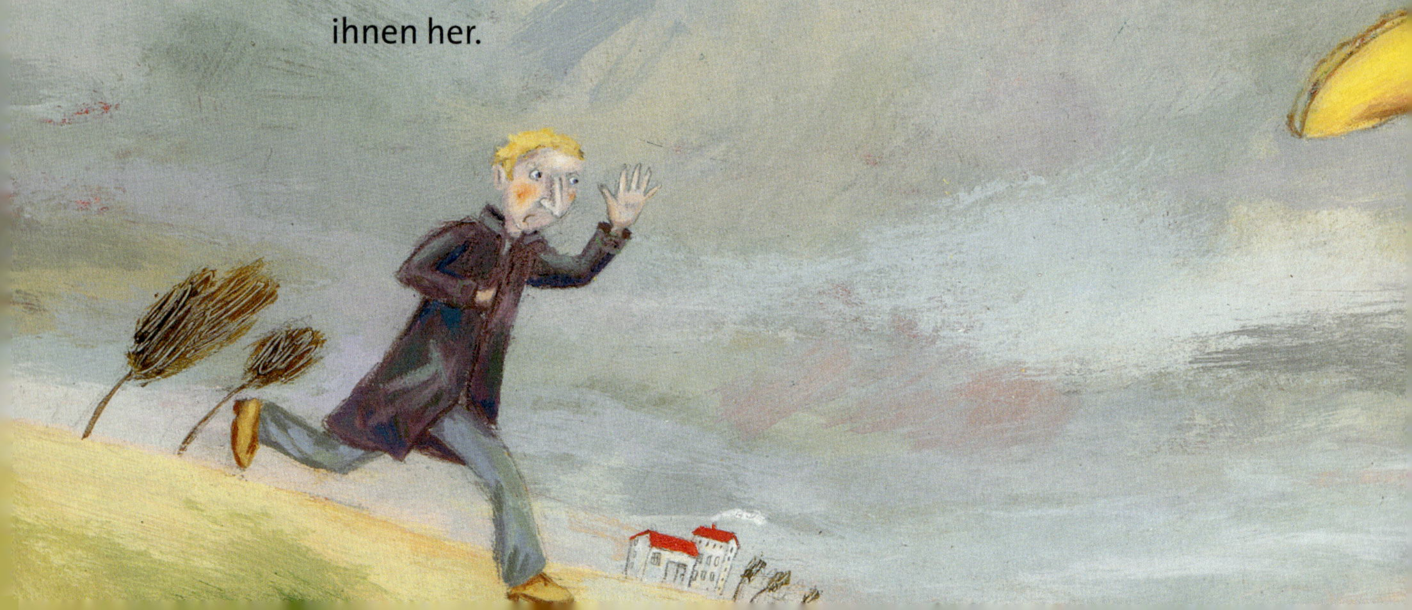

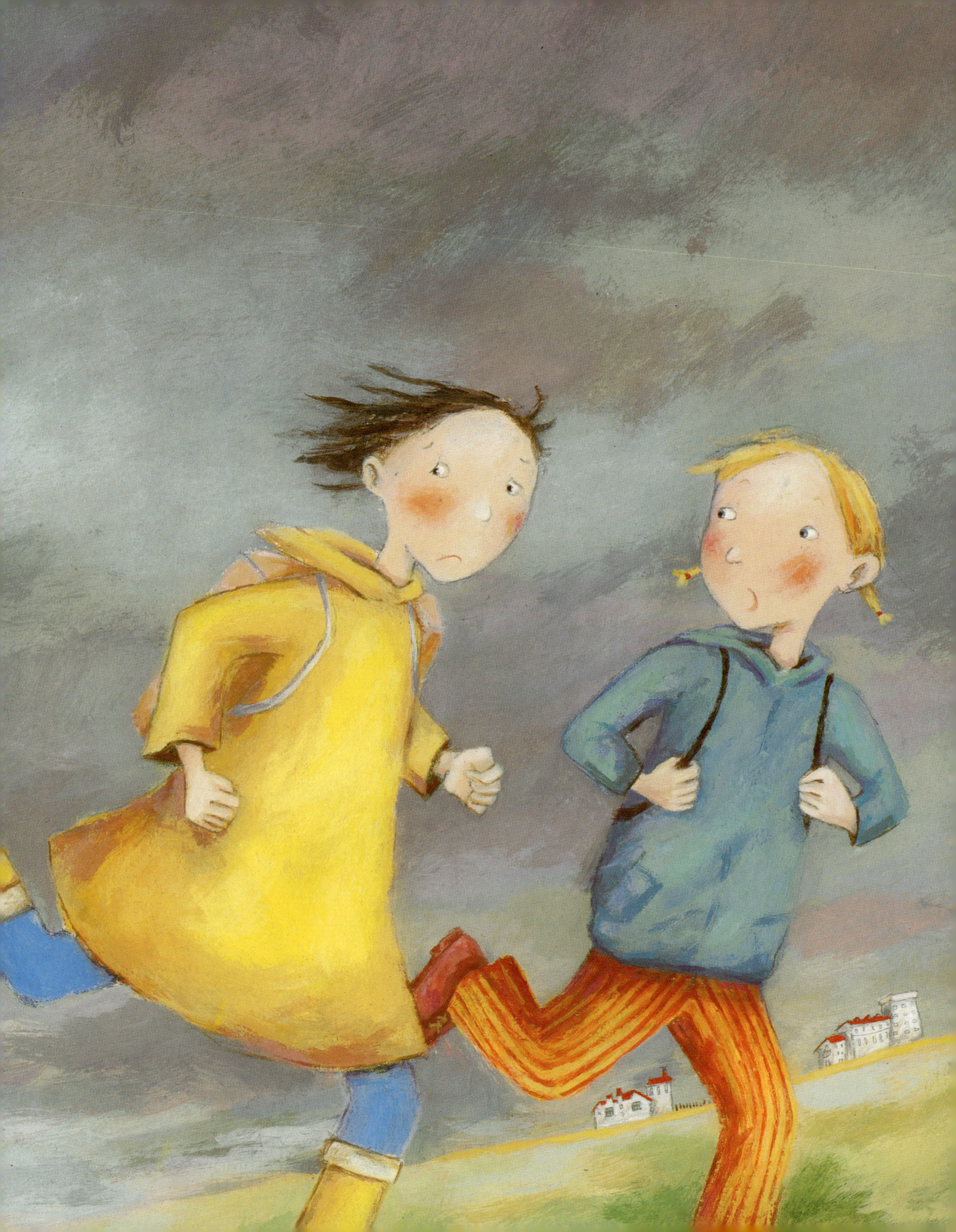

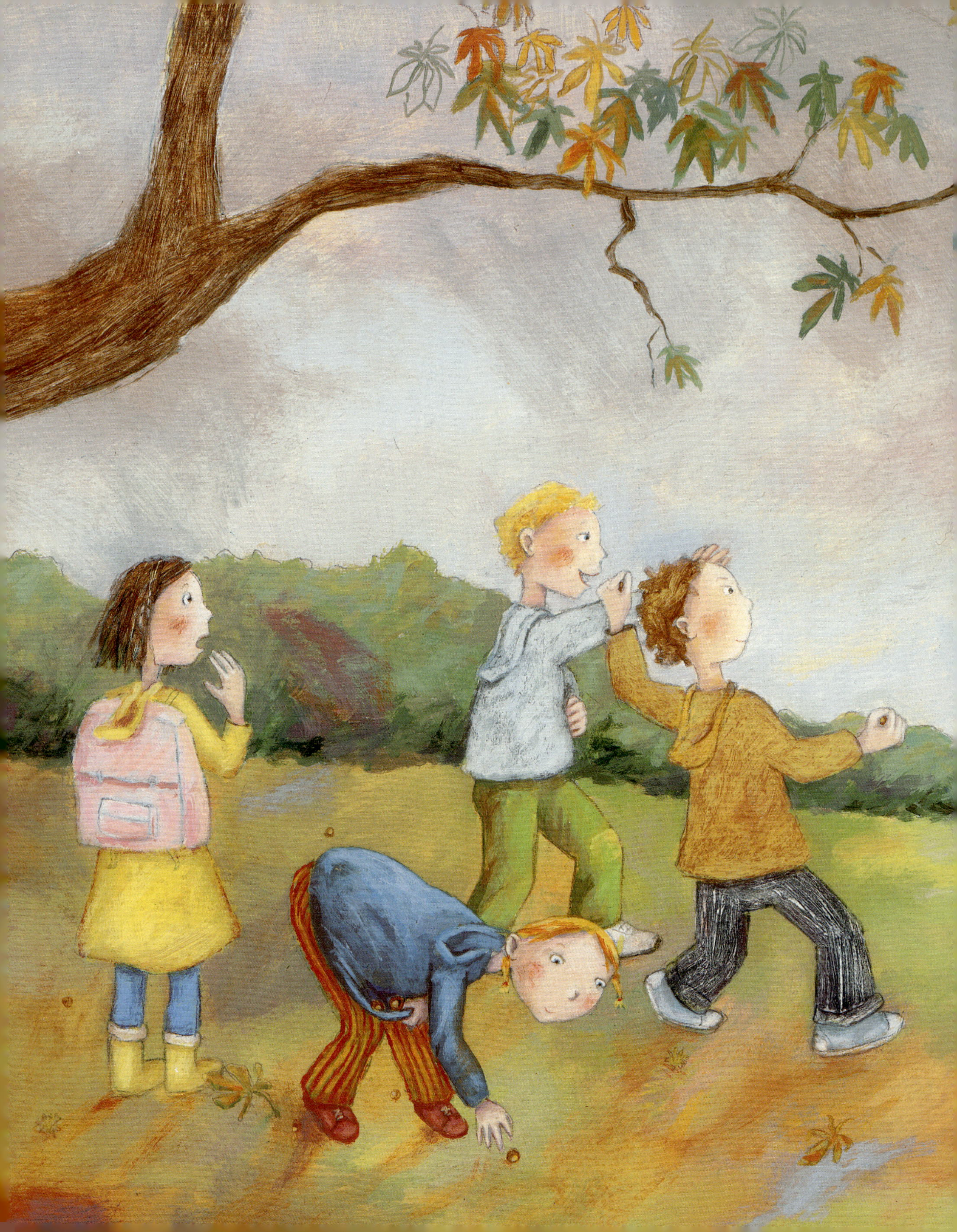

Sophie hätte nicht gedacht, dass sie sich mal so freuen würde, Lars und Freddy zu sehen. Da machte es auch überhaupt nichts, dass die Jungen mit Indianergeheul aus den Büschen stürmten.
»Hey, warum rennt ihr denn so?«, schrie Freddy. »Werdet ihr etwa verfolgt?«
»Ja«, sagte Anke und zeigte auf den fremden Mann. Aber zu viert fürchteten sie sich schon nicht mehr so sehr. »Los, wir erschrecken ihn auch!«, rief Sophie und hob ein paar Kastanien auf. Lars und Freddy nickten begeistert. »Ja, der kann was erleben!«

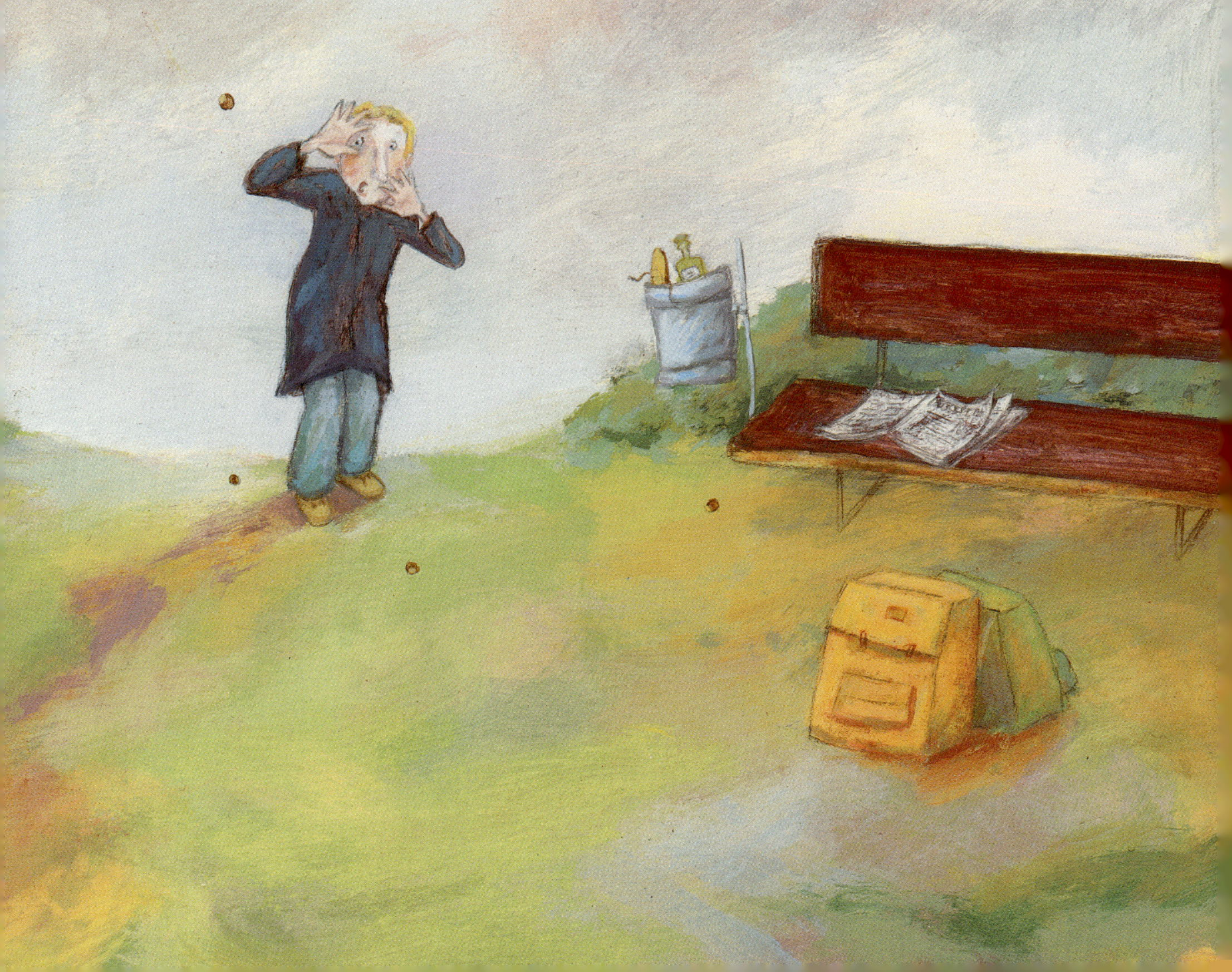

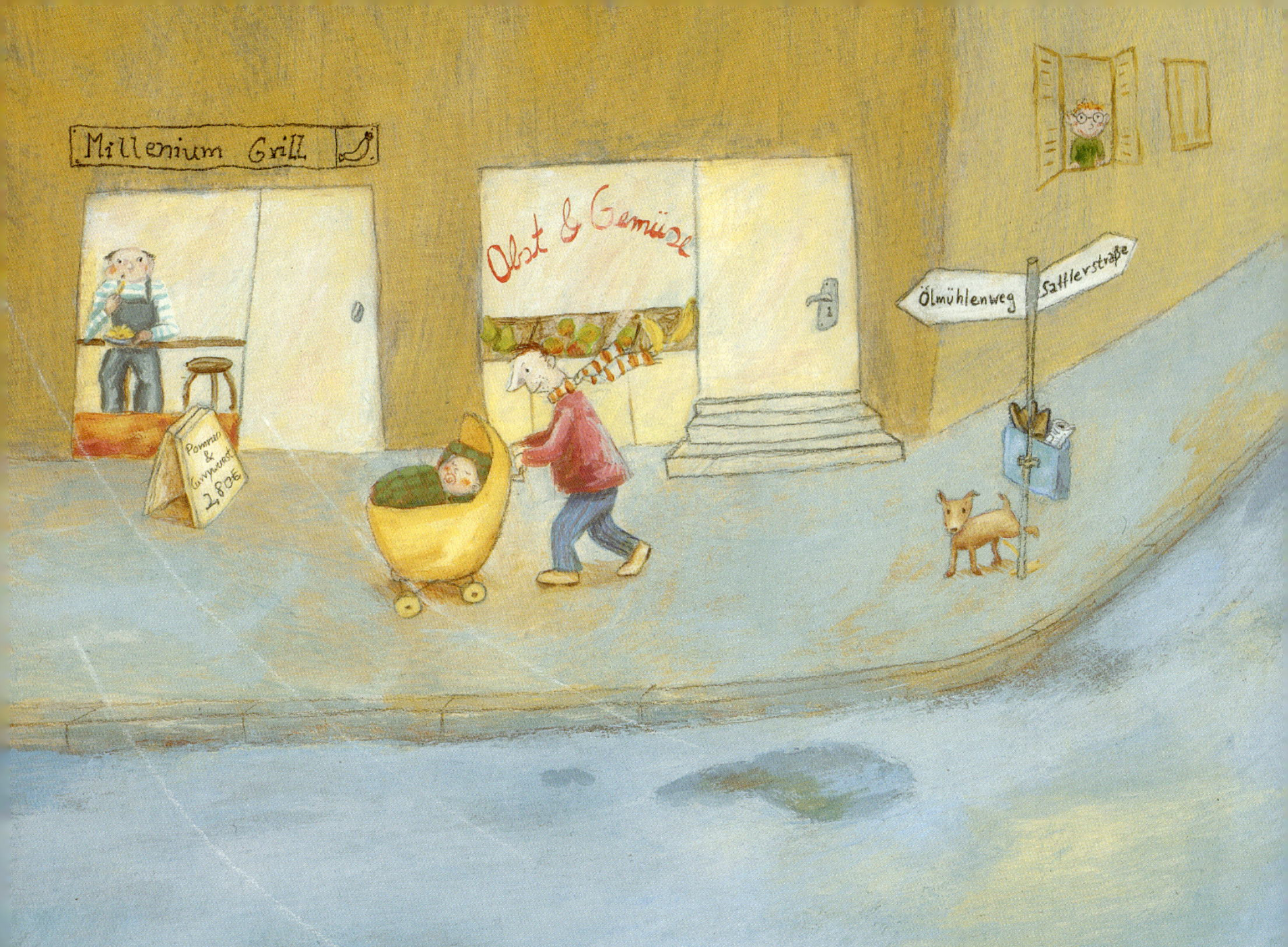

Sophies und Ankes Mutter hatten sich zufällig auf dem Weg zum Spielplatz getroffen. »Das sieht nach einem ordentlichen Wolkenbruch aus«, sagte Sophies Mutter besorgt. »Sophies Jacke ist nicht regenfest.«
»Und wir müssen gleich noch zum Zahnarzt«, sagte Ankes Mutter. »Anke ist schon wieder ziemlich spät dran. Sie trödelt immer so auf dem Nachhauseweg.«

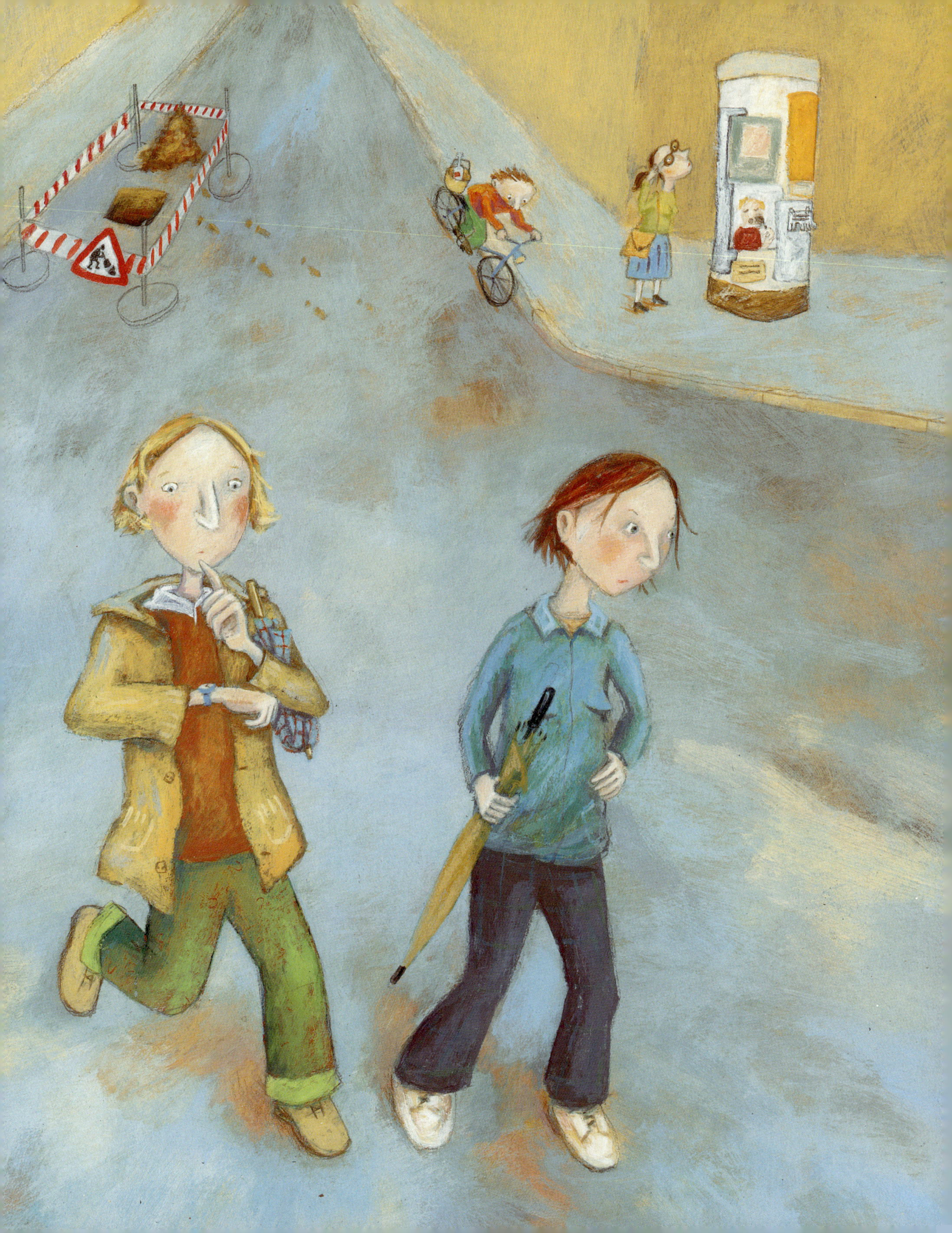

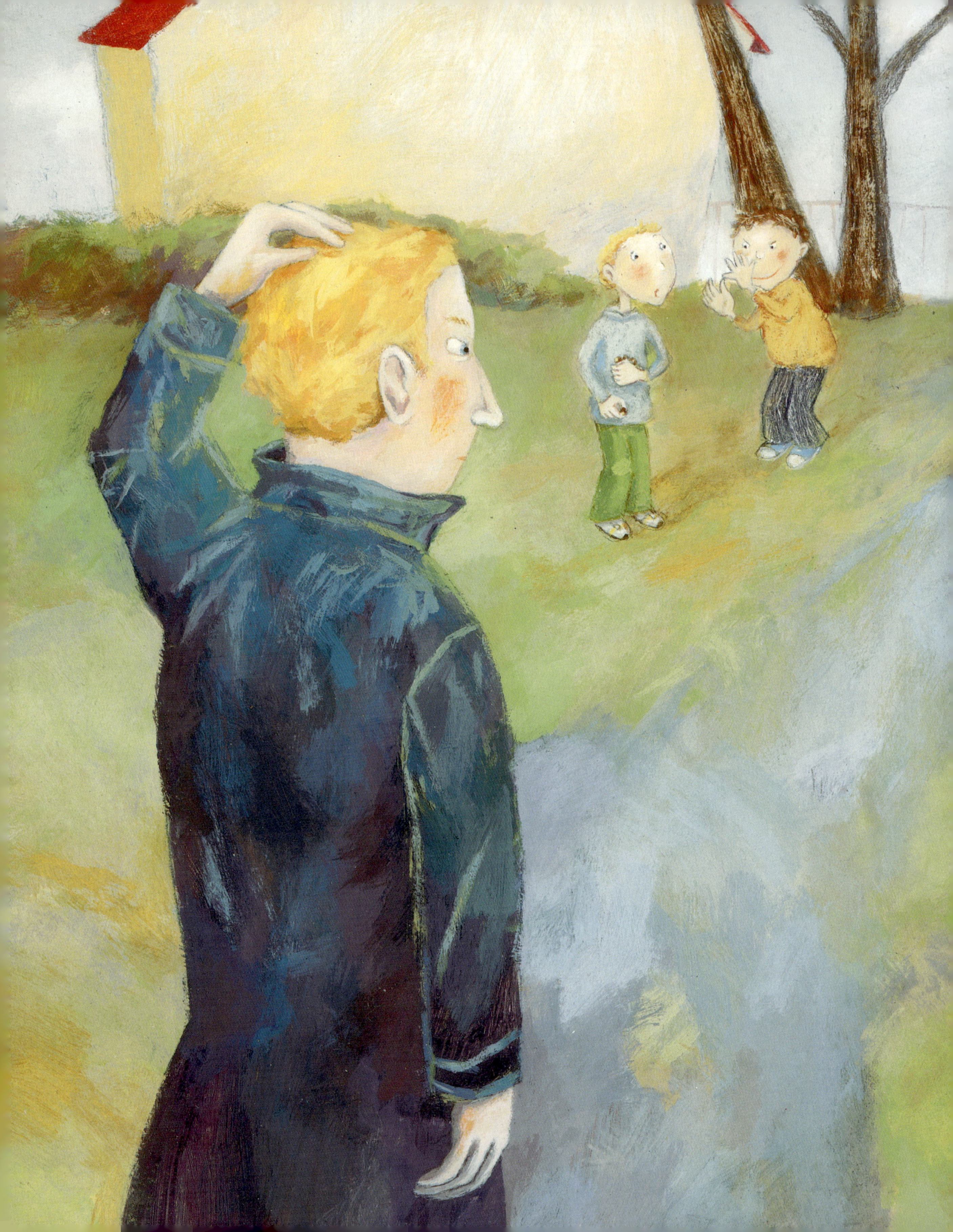

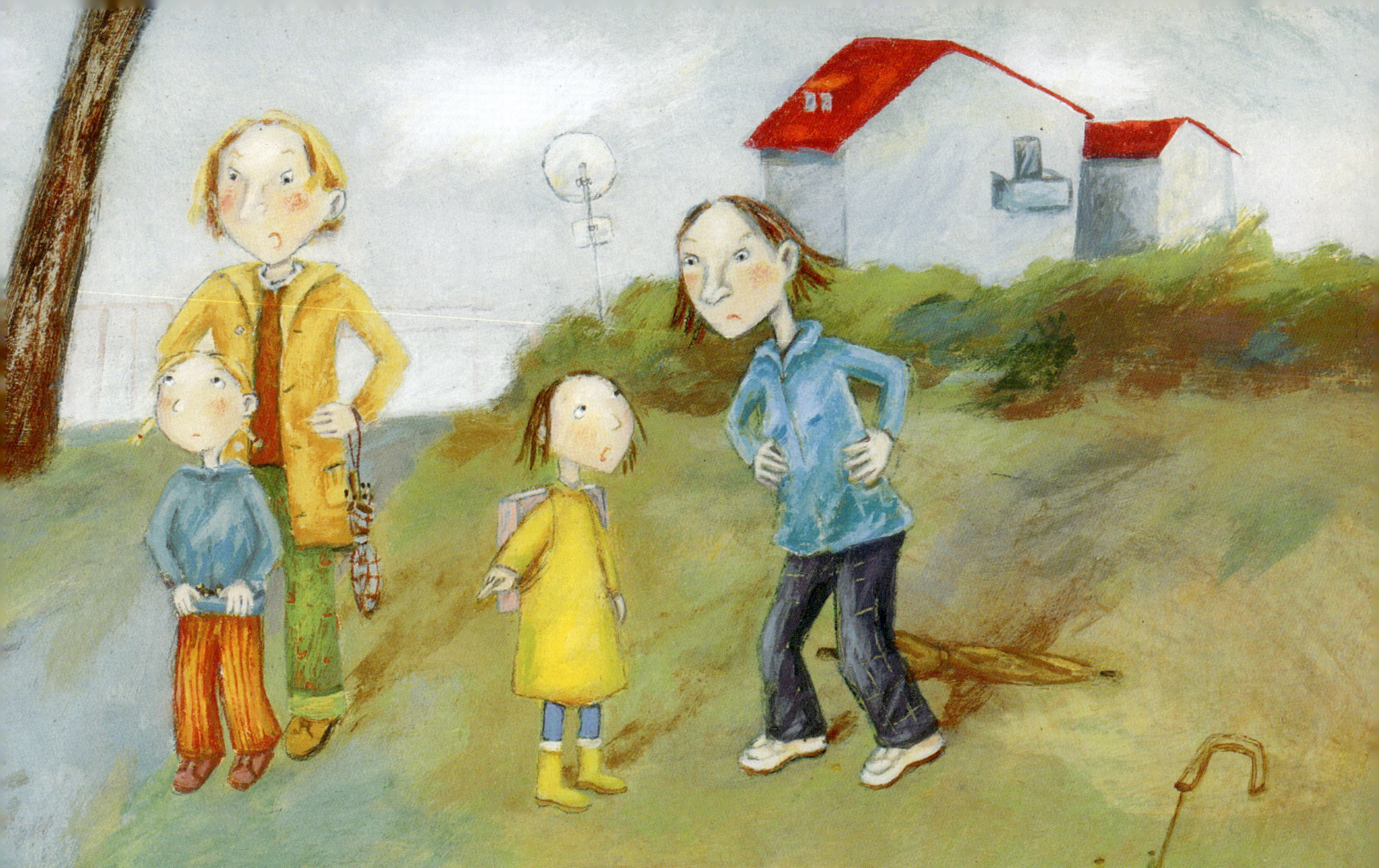

Als die Mütter auf dem Spielplatz ankamen, trauten sie ihren Augen nicht: Sophie, Anke, Lars und Freddy bewarfen einen wildfremden Mann mit Kastanien!
»Hört sofort auf!«, rief Ankes Mama. »Was ist denn mit euch los?«
Anke und Sophie erzählten, was passiert war, und Sophies Mutter wurde richtig böse auf den Mann.
»Können Sie mir mal erklären, was das soll? Warum jagen Sie den beiden Mädchen denn solche Angst ein?«

Kaum zu glauben, aber an der ganzen Aufregung war nur Ankes Plüschgiraffe schuld!
»Es tut mir Leid, dass ich euch so erschreckt habe«, sagte der Mann freundlich und drückte Anke ihr Stofftier in die Hand. »Die hast du auf dem Weg verloren und ich wollte sie dir zurückgeben.«
»Also, das konnten wir nun wirklich nicht wissen«, sagte Sophie verblüfft.
Das gab dann auch der Mann zu.
Und eigentlich hatten sie ja Recht, vor ihm davonzulaufen.
»Obwohl das mit den Kastanien nicht unbedingt nötig gewesen wäre«, sagte er und schmunzelte ein bisschen.

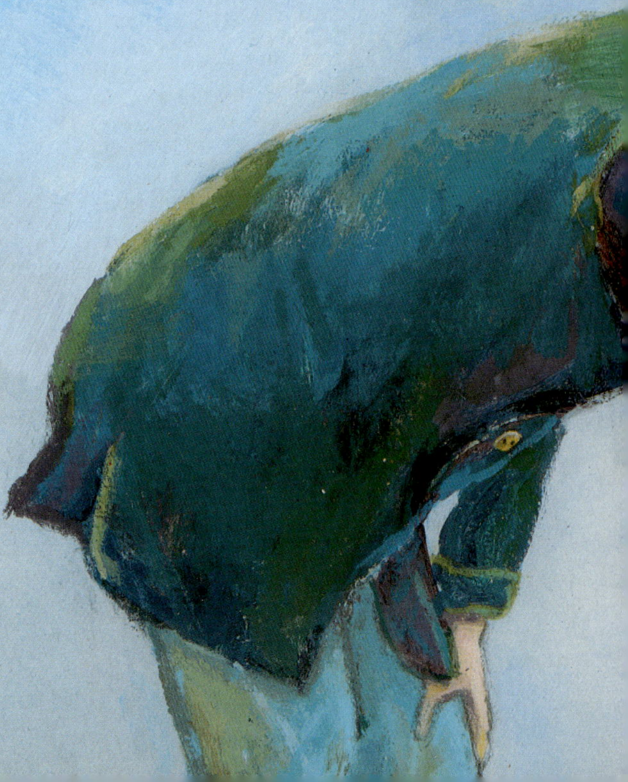

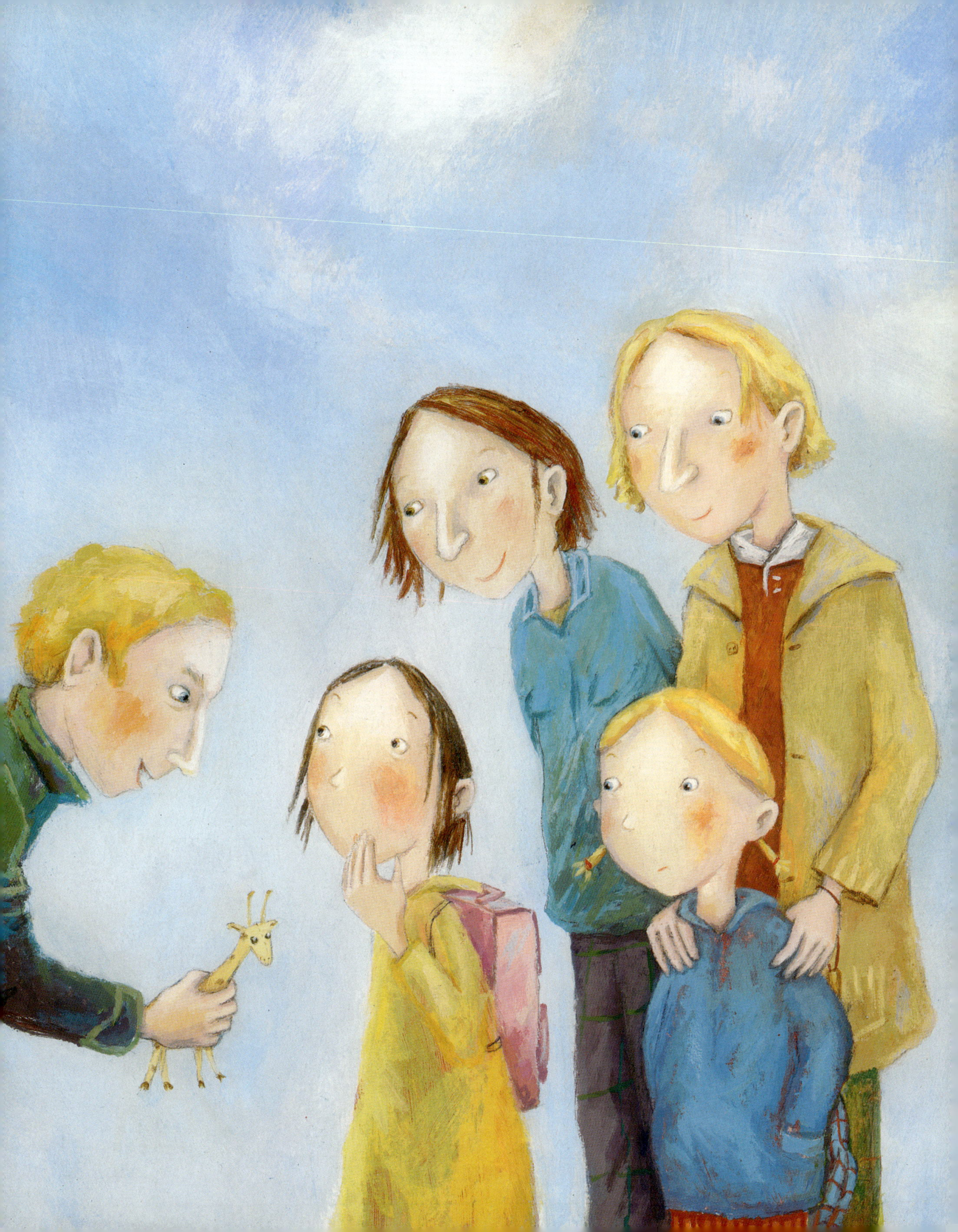

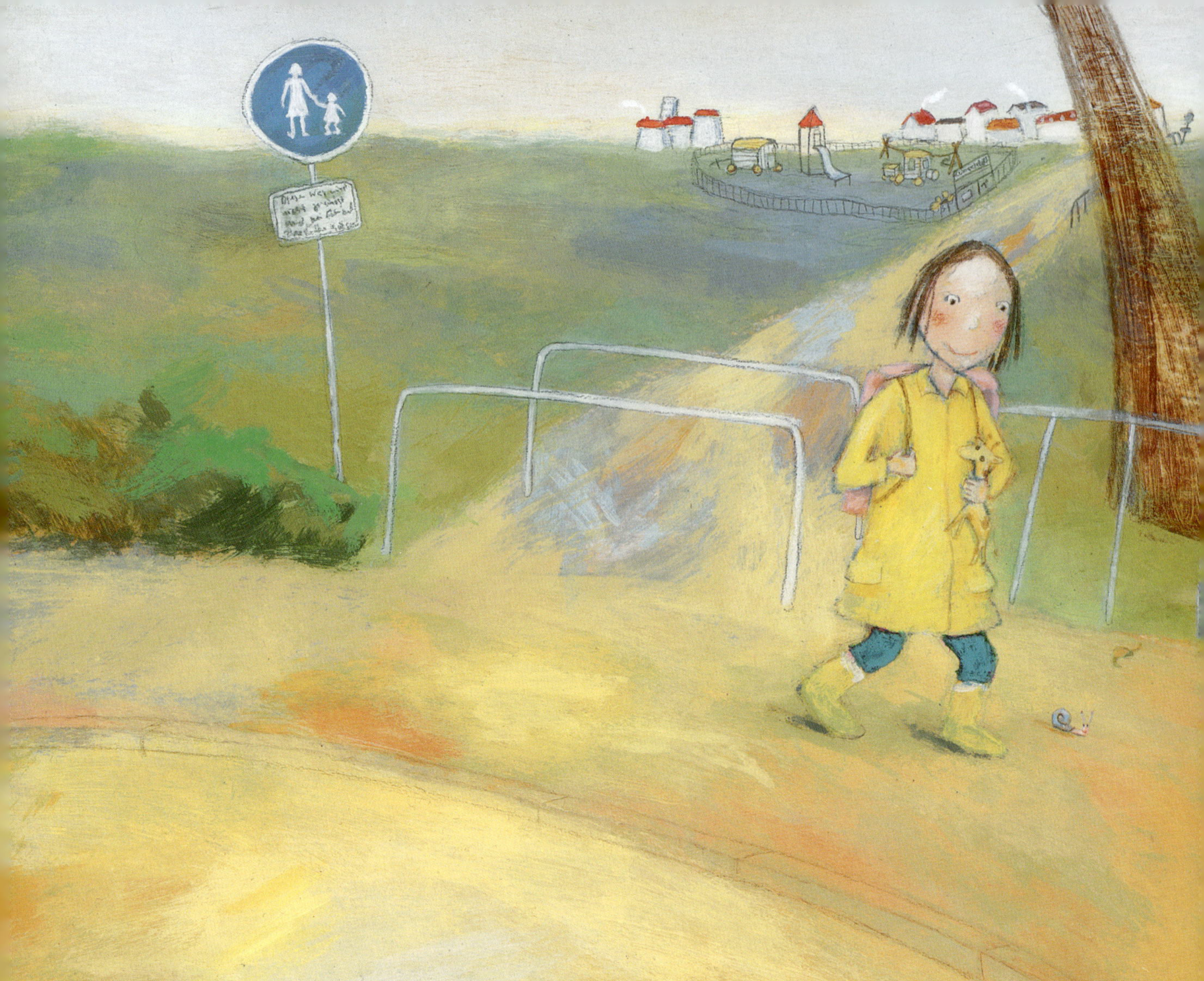

Seitdem die Sache mit dem Mann passiert war, versteht Sophie jedenfalls viel besser, warum Mama immer diesen Satz mit den fremden Leuten gesagt hat.
Und jetzt gehen Sophie, Anke, Lars und Freddy den Schulweg auch meistens zusammen. Anke ist zwar immer noch superbrav und langsam wie eine Schnecke und Lars und Freddy schubsen und kämpfen auch noch manchmal. Aber das macht nichts, findet Sophie. Denn alleine will sie so ein Schulweg-Abenteuer lieber nicht noch mal erleben – sicher ist sicher!

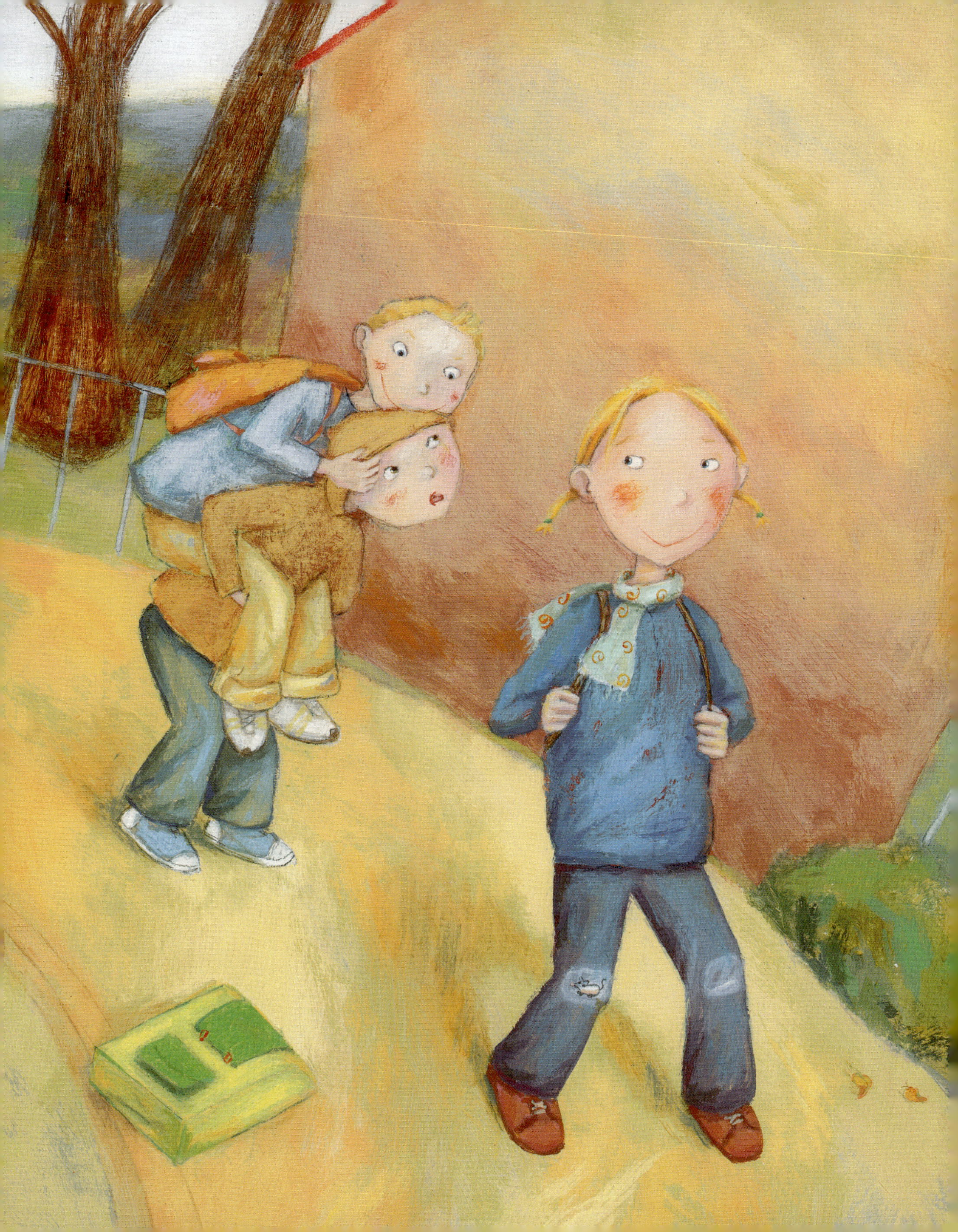